Eva Marbach

Schüssler-Salze Taschenapotheke

Das Schüsslersalze-Handbuch für die Westentasche

EMV

Die sanfte Behandlung mit Schüssler-Salzen wird gerade in unserer hektischen Zeit immer beliebter. Ihre Heilkraft beruht auf der Erkenntnis, dass die Zellen des Körpers verschiedene Mineralsalze brauchen, um gut zu funktionieren. Wenn ein Mineralsalz-Mangel besteht, kommt es zu Krankheiten. Die potenzierten Schüssler-Salze können optimal schnell zu den darbenden Zellen vordringen, und sie für die Aufnahme der wichtigen Mineralsalze aufschließen.

In diesem Buch werden die zwölf Funktionsmittel und die fünfzehn Ergänzungsmittel kurz vorgestellt. Sie erfahren, wie die Schüssler-Salze wirken und wie Sie sie anwenden können. Behandlungshinweise für die wichtigsten Anwendungsgebiete und eine Liste mit über 1200 körperlichen und seelischen Anwendungsgebiete machen das Buch zu einem wertvollen kleinen Nachschlagewerk.

Haftungsausschluss / Disclaimer

Dieses Buch kann nicht den Arzt ersetzen. Suchen Sie bei unklaren oder heftigen Beschwerden unbedingt einen Arzt auf!

Die alternative Heilmethode Schüsslersalze basiert auf Wirkungsmechanismen, die nicht von der klassischen Naturwissenschaft erklärt werden können.

Für Gesundheitstipps und Rezepte auf diesen Seiten übernehmen wir keine Haftung!

Über die Autorin:

Eva Marbach, Jahrgang 1962, ist seit 1989 Heilpraktikerin. Im vorliegenden Buch widmet sie sich der Heilkraft der Schüsslersalze. Im Internet schreibt und betreut Eva Marbach zahlreiche Webseiten zu Gesundheitsthemen, darunter mehrere Schüsslersalze-Seiten.

Eva Marbach

Schüssler-Salze Taschenapotheke

Das Schüsslersalze-Handbuch für die Westentasche

Eva Marbach Verlag

Bibliografische Information der Deutschen Nationalbibliothek

Die Deutsche Nationalbibliothek verzeichnet diese Publikation in der Deutschen Nationalbibliografie; detaillierte bibliografische Daten sind im Internet über http://dnb.d-nb.de abrufbar.

Originalausgabe

Eva Marbach Verlag, Breisach

http://eva-marbach.com

Umschlaggestaltung: Eva Marbach

Herstellung: Books on Demand GmbH, Norderstedt

Printed in Germany

ISBN-10: 3-938764-14-7

ISBN-13: 978-3-938764-14-5

Inhaltsverzeichnis

Biochemie nach Dr. Schüßler

Schüssler-Salze sind eine sehr beliebte, sanfte Heilmethode.

Sie sind homöopathisch aufbereitete Mineralsalze, die im 19. Jahrhundert von dem Arzt Dr. Wilhelm Heinrich Schüßler entwickelt wurden.

Dr. Schüßler wählte für seine Behandlungsmethode Mineralsalze aus, die im menschlichen Körper vorhanden sind und für das Leben benötigt werden. Sein Heilungsansatz orientiert sich also an naturwissenschaftlichen Erkenntnissen der damaligen Zeit.

Wegen der chemischen Salze, die im biologischen Körper vorliegen, nannte Dr. Schüßler seine neue Heilmethode "Biochemie".

Die Grundidee hinter der Behandlung mit Schüsslersalzen ist die Vorstellung, dass Krankheiten entstehen, wenn in den Körperzellen ein Mangel an bestimmten Mineralsalzen herrscht.

Damit der Körper die benötigten Mineralsalze besonders gut aufnehmen kann, werden sie homöopathisch potenziert. Das bedeutet, dass sie stufenweise sehr stark verdünnt werden. So können sie schon durch die Mundschleimhaut in den Blutkreislauf gelangen und müssen nicht erst durch den gesamten Verdauungsweg wandern.

Die Anwendung der Schüsslersalze ist bequem und angenehm, denn man muss die leicht süßlichen Tabletten einfach nur lutschen.

Durch all diese Vorzüge erfreuen sich die Schüsslersalze vor allem in den letzten Jahren einer beispiellosen Erfolgsgeschichte.

Darreichungsformen der Schüssler-Salze

Tabletten / Pastillen

Die häufigste Darreichungsform der Schüssler-Salze sind Tabletten (Pastillen), deren Grundlage aus Milchzucker (Lactose) besteht.

Außer dem Milchzucker ist in den Tabletten das potenzierte Mineralsalz enthalten.

Als Hilfsstoffe findet man meistens noch Bindemittel wie Weizenstärke oder Kartoffelstärke und Schmierstoffe wie Magnesiumstearat oder Calciumbehenat.

Potenzen

Die Tabletten und andere Zubereitungsformen der Schüsslersalze werden in folgenden homöopathischen Potenzen angeboten:

- D3, D6, D12

Bei der homöopathischen Potenzierung werden die Ausgangssubstanzen (Mineralsalze) durch ausgiebige Verreibung stufenweise verdünnt. Bei jeder Verdünnungsstufe wird das jeweilige Mittel mit zehn Teilen Verdünnungsmittel (z.B. Milchzucker) verrieben. Da sich sowohl die Homöopathie als auch die Biochemie nach Dr. Schüßler von dieser Verdünnung eine Wirkungssteigerung verspricht, wenn auch aus unterschiedlichen Gründen, spricht man von "Potenzierung".

Die Bezeichnung der Potenz, z.B. D6, bedeutet, dass eine Verdünnung in sechs Zehnerstufen erfolgt ist.

Das Verhältnis zwischen Ausgangssubstanz und Verdünnungsmittel beträgt 1:1.000.000. Auf 1 Gramm

Ausgangssubstanz kommt also 1 Tonne Verdünnungsmittel (z.B. Milchzucker).

Regelpotenzen

Die häufigste Potenz der Schüssler-Salze ist D6.

Eine Ausnahme stellen folgende Salze dar, die meistens in D12 angewandt werden:

- Nr. 1, 3, 11
- Alle Ergänzungsmittel (Nr. 13 - 27)

Viele Hersteller bieten die Schüsslersalze-Tabletten ausschließlich in diesen häufigsten Potenzen, den sogenannten Regelpotenzen, an. Nur bei manchen Herstellern gibt es auch andere Potenzen.

Hinweis für Diabetiker

Da die Tabletten der Schüssler-Salze Lactose enthalten, müssen Diabetiker sie bei ihrer Berechnung der Broteinheiten berücksichtigen.

50 Tabletten entsprechen 1 Broteinheit

Pulver

Manche Hersteller bieten die Schüsslersalze als Pulver an.

Pulver ist sinnvoll, wenn man die Mittel als Heißgetränk oder Kaltgetränk in Wasser auflösen will. Auch für die Anwendung als Umschlag oder Bad ist Schüssler-Pulver sinnvoll, weil man sich das Zerkleinern spart.

Globuli

Für Menschen, die keinen Milchzucker vertragen, gibt es die Schüssler-Salze auch als Globuli. Globuli sind kleine Kügelchen, die aus Zucker bestehen und mit dem Schüsslersalze-Mittel überzogen sind.

Von den Globuli nimmt man je 5 Globuli für jede Tablette, die in Anwendungsanleitungen angegeben wird.

Schüssler-Globuli werden nur von einigen Herstellern angeboten. Falls man in einer Apotheke keine speziellen Schüsslersalze-Globuli erhält, kann man nach den Globuli als homöopathische Mittel fragen. Dazu muss man den Namen und die gewünschte Potenz angeben.

Tropfen

Wer die Schüsslersalze weder als Tabletten noch als Globuli einnehmen will, kann sie als Tropfen anwenden.

Von den Tropfen nimmt man je 5 Tropfen für jede Tablette, die in Anwendungsanleitungen angegeben wird.

Normalerweise erhält man die Schüsslersalze nicht direkt als Tropfen. Beim Einkauf in der Apotheke man nach den Tropfen als homöopathische Mittel fragen. Dazu muss man den Namen und die gewünschte Potenz angeben.

Schüssler-Salben und Cremes

Die Schüssler-Salze kann man auch als Salben, Cremes oder Gels anwenden.

Von allen Funktionsmitteln der Schüssler-Salze werden Salbenzubereitungen angeboten, meistens in der Potenz D4. Manche Hersteller bieten die Salben nur von den Salzen 1 bis 11 an, nicht von der Nummer 12 (Calcium Sulfuricum). Einige Hersteller bieten nicht nur Salben, sondern auch wasserhaltige Cremes oder Gels an.

Die Ergänzungsmittel werden normalerweise nicht als Salbe oder Creme hergestellt. Wenn man dennoch eine Salbe mit den Ergänzungsmitteln haben will, muss man sie sich selbst anrühren. Man kann aufgelöste Schüsslersalz-Tabletten in eine bestehende wasserhaltige Creme einrühren (3-5 Tabletten auf ca. 50 ml Creme).

Mehr Informationen über das Selbermachen von Schüssler-Cremes finden Sie auf unserer Webseite mit Buch:

- www.schuessler-salben-und-cremes.de

Einkaufstipps

Schüsslersalze sind in Deutschland, Österreich und der Schweiz rezeptfrei aber apothekenpflichtig. Das bedeutet, dass man Schüsslersalze nur in Apotheken kaufen oder bestellen kann. In Drogerien und im Lebensmittelhandel dürfen Schüsslersalze nicht angeboten werden.

Durch die Apothekenpflicht wird eine zuverlässige Qualität der Schüsslersalze gewährleistet. Hinzu kommt, dass Schüsslersalze nach den Vorschriften des Homöopathischen Arzneibuches (HAB) hergestellt werden müssen, was auch eine gleichbleibende Qualität bewirkt.

Im Rahmen der Apothekenpflicht kann man die Schüsslersalze sowohl in normalen Apotheken vor Ort kaufen als auch bei Internet-Apotheken bestellen.

Anwendung der Schüssler-Salze

Die Anwendung der Schüsslersalze ist einfach und angenehm.

Man kann sie einfach einnehmen, hat aber auch eine Menge weitere Möglichkeiten, die Schüsslersalze anzuwenden.

Normale Anwendung

Die gängige Anwendung der Schüssler-Salze ist

- 3 bis 6 mal täglich 1 bis 2 Tabletten je Salz-Sorte

Im Munde zergehen lassen

Die Tabletten werden nacheinander einzeln in den Mund gesteckt und langsam auf der Zunge zergehen lassen.

Die Wirkstoffe der Schüsslersalz-Tabletten werden dabei schon von der Mundschleimhaut aufgenommen und gelangen so sehr schnell in den Blutkreislauf und zu den Zellen des Körpers.

Am besten nimmt man die Schüsslersalze eine halbe Stunde vor dem Essen ein.

Man kann sie aber auch nach oder zwischen den Mahlzeiten einnehmen.

Nach der Einnahme trinkt man am besten ein Glas frisches Wasser, damit der Körper genügend Wasser hat, um eventuelle Giftstoffe ausscheiden zu können. Außerdem unterstützt das Wasser den Transport der Mineralsalze zu den Zellen des Körpers.

Akutbehandlung

In akuten Fällen nimmt man alle 5 Minuten eine Tablette, bis sich das Befinden bessert, längstens jedoch einen halben bis ganzen Tag lang.

Danach geht man zur normalen Dosis über.

Mehrere Salze zusammen anwenden

Wenn man mehrere verschiedene Salze einnehmen will, nimmt man von jedem Salz dreimal täglich eine Tablette.

Die Entscheidung, ob man mehrere Salze gleichzeitig oder nur einzelne Salze nehmen will, ist bei den Schüssler-Salzen dem eigenen Gutdünken überlassen.

Manche Schüsslersalz-Enthusiasten nehmen immer möglichst viele verschiedene Salze ein, andere nehmen maximal drei verschiedene Salze innerhalb eines Tages und wieder andere bevorzugen nur ein einzelnes Salz zur gleichen Zeit. Die Auswahl einzelner oder weniger Salze erfolgt danach, welches am besten zur Gesamtsituation passt.

Wahlweise kann man bei einer einzelnen Einnahme immer nur ein Salz auf einmal einnehmen oder man nimmt mehrere Mittel nacheinander ein.

Dadurch ergeben sich, bei Einnahme von drei verschiedenen Mitteln, beispielsweise folgende Einnahme-Schemas:

Beispiel für gemeinsame Einnahme mehrerer Mittel:

- morgens: je 1 Tablette von Mittel a, b und c
- mittags: je 1 Tablette von Mittel a, b und c
- abends: je 1 Tablette von Mittel a, b und c

Beispiel für getrennte Einnahme mehrerer Mittel:

- morgens: 2-3 Tabletten von Mittel a
- mittags: 2-3 Tabletten von Mittel b
- abends: 2-3 Tabletten von Mittel c

Beide Arten der Einnahme haben ihre Berechtigung. Es ist in erster Linie eine Frage der Einstellung, welches Einnahme-Schema man bevorzugt.

Anwender, die der Homöopathie nahe stehen, bevorzugen meistens die getrennte Einnahme. Aus der Homöopathie sind sie nämlich gewöhnt, dass man Mittel immer einzeln nimmt.

Anwender, die unabhängig von der Homöopathie zu den Schüsslersalzen gekommen sind, bevorzugen häufig die gemeinsame Einnahme der Mittel, weil man sie sich einfach merken kann.

Kinder

Schüsslersalze eignen sich sehr gut für die Anwendung bei Kindern, weil sie sanft wirken und gut schmecken.

Kinder brauchen je nach Alter und Größe deutlich weniger Schüsslersalze-Tabletten als Erwachsene.

Die normale Dosis für ein Schulkind (bis etwa 12 Jahre) ist:

- 3 bis 4 mal täglich eine Tablette

Kinder nehmen bei akuten Beschwerden alle ein bis zwei Stunden eine Tablette. Sobald sich das Befinden bessert, nehmen sie die normale Dosis ein.

Hinweis!

Bei schweren Erkrankungen und unklaren Beschwerden sollte man unbedingt den Arzt aufsuchen und sich oder sein Kind nicht ausschließlich selbst behandeln!

Hochdosiert

Wenn man davon ausgeht, dass die Behandlung durch Schüssler-Salze eine Substitutionstherapie darstellt, kann man die Tabletten auch hochdosiert einnehmen.

Manche Anwender nehmen bei dieser Anwendungsart jede Minute eine Tablette ein. So können über hundert Tabletten pro Tag zusammenkommen.

Heiße Sieben / Heißgetränk

Das Schüssler-Salz Nr. 7 (Magnesium Phosphoricum) wird als besonders intensive Anwendung gerne als "Heiße Sieben", auch "Heiße 7" genannt, zubereitet.

Die heiße Sieben ist eine Anwendung in heißem Wasser, die sehr schnell und stark wirkt.

Auch andere Schüssler-Salze können so angewendet werden, wie die heiße Sieben ("Analog zur heißen Sieben" oder "Heißgetränk"). Die Wirkung ist auch bei den anderen Mitteln dann besonders schnell und intensiv.

Heiße Sieben: So geht's:

- 10 Tabletten vom Schüssler-Salz Nr. 7 (Magnesium Phosphoricum) werden in eine Tasse gegeben.
- Dazu wird heißes Wasser gekippt.
- In wenigen Minuten lösen sich die Tabletten auf. **Achtung!** Zum Umrühren sollte man niemals einen Metalllöffel verwenden.
- Wenn sich die Tabletten aufgelöst haben, trinkt man die heiße Sieben in kleinen Schlucken.

Kaltgetränk

Ähnlich wie bei der heißen Sieben kann man Schüsslersalze auch als Kaltgetränk anwenden.

Für eine einzelne Einnahme gibt man die aktuell gewünschte Tabletten-Dosis in ein Glas mit Wasser und wartet, bis sich die Tabletten aufgelöst haben. Dann trinkt man das Wasser in kleinen Schlucken.

Eine Alternative dazu ist die Tagesdosis in der Wasserflasche. Dazu gibt man alle Tabletten, die man den Tag über nehmen will, in eine Flasche mit stillem Wasser, z.B. Leitungswasser oder Mineralwasser. Dieses

Schüssler-Kaltgetränk trinkt man über den Tag verteilt in kleinen Schlucken, entweder direkt aus der Flasche oder glasweise.

Kuranwendung

Schüsslersalze können als 3 bis 6 wöchige Kur angewendet werden, wenn man seiner Gesundheit etwas besonders Gutes tun will.

Mit folgenden Grundregeln können Sie eine Schüssler-Kur durchführen.

- Wählen Sie drei Schüsslersalze, die besonders gut passen.
- Beginnen Sie mit einem Heißgetränk aus diesen drei Schüsslersalzen: von jedem Salz 3 Tabletten.
- Starten Sie 3 Tage intensiv:
  Je Salz 3 mal täglich 2 Tabletten.
- Danach für 3 bis 6 Wochen:
  Je Salz 3 mal täglich 1 Tablette.
- Trinken Sie nach jeder Einnahme ein Glas Wasser.
- Ernähren Sie sich gesund.
- Bewegen Sie sich an frischer Luft.
- Schlafen Sie genug.

Anwendung der Salben

Die Salben kann man mehrmals täglich dünn auftragen oder einmassieren.

Wenn mehrere Salben geeignet scheinen, kann man sie auch abwechselnd anwenden.

Eine andere Möglichkeit ist es, die Salben in der Hand zu mischen. Dazu gibt man direkt vor der Anwendung einen kleinen Strang von jeder gewünschten Salbe auf die Handfläche. Die Salbenstränge vermischt man mit der anderen Hand. Dann trägt man die Salbenmischung auf die zu behandelnde Stelle auf.

Umschlag

Alternativ kann man für eine besonders intensive Behandlung die Salbe messerrückendick auftragen und mit einem Baumwolltuch oder Verband bedecken.

Solch einen Verband lässt man am besten über Nacht einwirken oder den ganzen Tag.

Mindestens einmal am Tag sollte so ein Verband erneuert werden, wenn man ihn länger als eine einzelne Nacht anwenden will.

Tabletten-Brei

Wenn man keine Salbe zur Hand hat, kann man stattdessen einige Tabletten zu Pulver zerdrücken und mit etwas Wasser anrühren. Diesen Brei trägt man dann auf die zu behandelnde Stelle auf.

Ansonsten kann man damit so verfahren wie beim Salbenumschlag.

Bad

Für manche Einsatzzwecke sind auch Bade-Anwendungen mit Schüsslersalzen geeignet, z.B. Hautkrankheiten, Rekonvaleszenz.

Für ein Vollbad brauchen Sie bis zu 100 Schüßlersalz-Tabletten. Wenn Sie die homöopathische Potenz D3 verwenden, kommen Sie mit erheblich weniger Tabletten aus: ca. 1 bis 5 Tabletten

Auf Wunsch können Sie auch andere Wirkstoffe hinzugeben, z.B. Heublumen-Auszüge, ätherische Öle, Lehm, Meersalz, Natron.

Die 12 Funktionsmittel

Die zwölf Funktionsmittel wurden von Dr. Schüßler selbst entwickelt. Sie sind die Basis der Schüssler-Salze.

Diese zwölf Mittel beinhalten, in homöopathisch potenzierter Form, die zwölf Mineralsalze, die zu Dr. Schüßlers Lebzeiten schon als wichtige Bestandteile der menschlichen Zellen bekannt waren.

Die Funktionsmittel reichen im Wesentlichen aus, um alle Arten von Erkrankungen und Beschwerden mithilfe von Schüsslersalzen zu behandeln.

Hier eine Kurzübersicht über die zwölf Funktionsmittel:

Nr. Name des Mittels	**Einsatzgebiete**
1. Calcium Fluoratum	Bindegewebe, Haut, Gelenke
2. Calcium Phosphoricum	Knochen und Zähne
3. Ferrum Phosphoricum	Immunsystem
4. Kalium Chloratum	Schleimhäute
5. Kalium Phosphoricum	Nerven
6. Kalium Sulfuricum	Stoffwechsel
7. Magnesium Phosphoricum	Muskeln
8. Natrium Chloratum	Flüssigkeitshaushalt
9. Natrium Phosphoricum	Stoffwechsel
10. Natrium Sulfuricum	Entschlackung
11. Silicea	Bindegew., Haut, Haare
12. Calcium Sulfuricum	Gelenke, Eiter

Nr. 1 Calcium Fluoratum

Das Schüssler-Salz Calcium Fluoratum ist in erster Linie ein Salz des Bindegewebes. Auch die Knochen und Teile der Haut und Blutgefäße gehören zum Bindegewebe, weshalb Calcium Fluoratum für all diese Gewebe hilfreich wirken kann. Das erklärt die vielfältigen Einsatzgebiete von Calcium Fluoratum.

Als Faustregel kann man an Calcium Fluoratum immer dann denken, wenn es um die Elastizität des Gewebes geht.

Regelpotenz	D12
Vorkommen im Körper	Knochen, Oberhaut, Sehnen, Zahnschmelz
Einsatzbereiche	• Bindegewebe • Gelenke • Haut
Hauptanwendungen	• Abwehrschwäche • Bindegewebsschwäche • Erschöpfung • Gelenkschmerzen • Hauterkrankungen • Kopfschmerzen • Krampfadern

Merke!

Nr. 1 Calcium Fluoratum ist das Salz des Bindegewebes.

Es macht Hartes weich und Weiches hart.

Nr. 2 Calcium Phosphoricum

Calcium Phosphoricum ist das Mineralsalz, das am häufigsten im Körper vorkommt. Es findet sich vor allem in den Knochen und bildet ihre harte Struktur.

Daher hilft Calcium Phosphoricum beim Wachstum. Auch gegen Osteoporose kann man Calcium Phosphoricum einsetzen.

Regelpotenz	D6
Vorkommen im Körper	• Knochen • in allen Zellen
Einsatzbereiche	• Knochen • Zähne
Hauptanwendungen	• Allergien • Durchblutungsstörungen • Erschöpfung • Husten • Knochen-Probleme • Menstruationsbeschw. • Müdigkeit • Nervosität • Regeneration • Rückenschmerzen • Schwitzen • Venenschwäche • Wadenkrämpfe

Merke!

Calcium Phosphoricum ist das Salz der Knochen.

Es hilft beim Aufbau der Zellen.

Nr. 3 Ferrum Phosphoricum

Das Schüssler-Salz Ferrum Phosphoricum ist immer dann angesagt, wenn ein Entzündungsvorgang frisch ist.

Dies ist bei frischen Verletzungen der Fall, aber auch in der ersten Phase von Infektionskrankheiten oder Entzündungen der inneren Organe, wie beispielsweise Magenschleimhautentzündung.

Regelpotenz	D12
Vorkommen im Körper	• Alle Zellen • Hämoglobin der roten Blutkörperchen
Einsatzbereiche	• Entzündungen • Immunsystem
Hauptanwendungen	• Abwehrschwäche • Akne, Pickel • Beruhigung • Blähungen • Blasenentzündung • Bluthochdruck • Brechdurchfall • Entzündungen • Erkältung, Fieber, Grippe • Erste Hilfe • Heuschnupfen • Husten, Schnupfen

Merke!

Nr. 3 Ferrum Phosphoricum ist das Erste-Hilfe Salz.

Es hilft besonders im 1. Entzündungsstadium.

Nr. 4 Kalium Chloratum

Kalium Chloratum ist das geeignete Schüssler-Salz, wenn Entzündungen in das zweite Stadium eingetreten sind. Die Entzündungen sind dann nicht mehr hochrot, sondern aber häufig weißlichen, zähen Schleim ab, beispielsweise als Schnupfen oder Husten-Auswurf.

Regelpotenz	D6
Vorkommen im Körper	• Alle Zellen • rote Blutkörperchen
Einsatzbereiche	• Schleimhäute
Hauptanwendungen	• Asthma, Atemnot • Blasenentzündung • Bronchitis • Darmentzündung • Entzündungen • Hämorrhoiden • Halsentzündung, Heiserkeit • Hautausschlag, Ekzeme • Heuschnupfen • Husten • Kreislaufschwäche • Schnupfen • Übergewicht, Fettsucht • Zahnfleischentzündung

Merke!

Nr. 4 Kalium Chloratum ist das Salz der Schleimhäute.

Es hilft besonders im 2. Entzündungsstadium.

Nr. 5 Kalium Phosphoricum

Kalium Phosphoricum wird hauptsächlich bei Problemen der Nerven und der Muskeln verwendet. Das Einsatzfeld reicht von Nervosität über Melancholie bis zu Schlafbeschwerden. Sogar bei Lernunlust von Schülern kann man Kalium Phosphoricum versuchen.

Regelpotenz	D6
Vorkommen im Körper	• Blutflüssigkeit • Gehirn • Muskeln • Nerven
Einsatzbereiche	• Nerven
Hauptanwendungen	• Angst, Phobien • Antriebsschwäche • Bluthochdruck • Erschöpfung, Burn Out • Gedächtnisschwäche • Ischias, Hexenschuss • Herzschwäche • Nervosität • Reizbarkeit • Reizmagen • Ruhebedürfnis • Schlaflosigkeit • Schwindel • Wetterfühligkeit

Merke!

Nr. 5 Kalium Phosphoricum ist das Salz der Nerven.

Es hilft bei nervlichen und seelischen Beschwerden.

Nr. 6 Kalium Sulfuricum

Kalium Sulfuricum ist ein Mittel für das späte Stadium einer Entzündung. In dieser Phase sind Entzündungen häufig nicht mehr heiß und rot, stattdessen kommt es zu gelblichen, manchmal eitrigen Absonderungen.

Die Entzündungen in dieser Phase drohen chronisch zu werden, wenn es nicht gelingt, sie möglichst bald auszuheilen.

Regelpotenz	D6
Vorkommen im Körper	• Haut • Schleimhäute
Einsatzbereiche	• Stoffwechsel
Hauptanwendungen	• Abwehrschwäche • Asthma, Atemnot • Bronchitis, Husten • Chronische Entzündungen • Ekzeme • Entgiftung • Entzündungen • Gelenkrheumatismus • Juckreiz • Mandelentzündung • Muskelkater • Nebenhöhlenentzündung • Schwindel • Schwitzen

Merke!

Nr. 6 Kalium Sulfuricum ist ein Salz des Stoffwechsels.

Es hilft besonders im 3. Entzündungsstadium.

Nr. 7. Magnesium Phosphoricum

Magnesium Phosphoricum ist das Schmerzmittel unter den Schüssler-Salzen. Es wird gegen Schmerzen und Krämpfe eingenommen.

Magnesium Phosphoricum wird zur Intensivierung der Wirkung gern als sogenannte "Heiße Sieben" angewendet. Dazu werden zehn Tabletten von Magnesium Phosphoricum (Schüssler-Salz Nr. 7) in heißem Wasser aufgelöst und schluckweise getrunken.

Regelpotenz	D6
Vorkommen im Körper	• Knochen • Leber • Muskeln • Nerven, Schilddrüse • rote Blutkörperchen
Einsatzbereiche	• Muskeln
Hauptanwendungen	• Arteriosklerose • Asthma, Atemnot • Bluthochdruck • Heißhunger nach Süßem • Krämpfe, Koliken • Migräne, Kopfschmerzen • Rückenschmerzen • Schmerzen • Übergewicht • Verspannungen

Merke!

Nr. 7 Magnesium Phosphoricum ist das Salz der Muskeln.

Es hilft bei Schmerzen und Krämpfen.

Nr. 8 Natrium Chloratum

Natrium Chloratum ist ein anderer Name für das Kochsalz, das wir alle in unseren Speisen kennen. Im Körper spielt es eine entscheidende Rolle im Flüssigkeitshaushalt und so wird es auch als Schüssler-Salz angewandt.

Regelpotenz	D6
Vorkommen im Körper	• Außerzelluläre Flüssigkeit • Knochen, Knorpel • Magen, Nieren
Einsatzbereiche	• Flüssigkeitshaushalt
Hauptanwendungen	• Abmagerung • Allergien • Blasenbeschwerden • Bluthochdruck • Cellulite, Orangenhaut • Diabetes • Durchfall • Rheuma • Schlaffes Gewebe • Schnupfen • Schwitzen • Trockene Haut • Verstopfung • Wassereinlagerungen

Merke!

Nr. 8 Natrium Chloratum ist das Salz des Flüssigkeitshaushalts.

Es hilft, wenn die Beschwerden "brennen".

Nr. 9 Natrium Phosphoricum

Natrium Phosphoricum ist das Schüssler-Salz des Stoffwechsels. Es kann helfen, wenn zu viel Säure im Körper zu Gesundheitsproblemen geführt hat.

Natrium Phosphoricum ist das wichtigste Mittel, wenn man eine Übersäuerung behandeln will.

Regelpotenz	D6
Vorkommen im Körper	• Bindegewebe • Gehirn • Muskeln • Nerven • rote Blutkörperchen
Einsatzbereiche	• Stoffwechsel
Hauptanwendungen	• Arteriosklerose • Erhöhte Blutfettwerte • Diabetes • Essstörung • Gallenbeschwerden • Gicht • Heißhunger • Müdigkeit • Schwitzen • Übergewicht • Übersäuerung • Verdauungsbeschwerden

Merke!

Nr. 9 Natrium Phosphoricum ist ein Salz des Stoffwechsel.

Es hilft bei Übersäuerung und Ernährungsfehlern.

Nr. 10 Natrium Sulfuricum

Natrium Sulfuricum ist im Körper vor allem in der Gewebeflüssigkeit enthalten. Daher dient es auch dem Abtransport von unerwünschten Stoffen im Körper. Mit diesem Schüssler-Salz kann man Beschwerden behandeln, die durch zu viel Abfallstoffe im Körper entstanden sind.

Regelpotenz	D6
Vorkommen im Körper	• Gewebeflüssigkeit
Einsatzbereiche	• Entschlackung
Hauptanwendungen	• Akne, Pickel • Ausleitung • Erhöhte Blutfettwerte • Erkältung • Grippe • Juckreiz • Kopfschmerzen • Magen-Darm-Grippe • Leberschwäche • Rheuma • Stoffwechselschwäche • Übergewicht • Verdauungsschwäche

Merke!

Nr. 10 Natrium Sulfuricum ist ein Salz der Ausscheidung.

Es hilft gegen Beschwerden durch ungesunde Lebensweise.

Nr. 11 Silicea

Silicea ist das Schüssler-Salz der Haut, der Haare, der Nägel und des Bindegewebes. Man kann Silicea zur Stärkung der Haare verwenden, und um eine schöne, elastische Haut zu bekommen.

Regelpotenz	D12
Vorkommen im Körper	• Bindegewebe
Einsatzbereiche	• Bindegewebe • Haare • Haut
Hauptanwendungen	• Abwehrschwäche • Anti Aging • Arteriosklerose • Bindegewebsschwäche • Blasenschwäche • Erschöpfung • Falten, Runzeln • Gelenkschmerzen • Haar-Probleme • Haltungsschäden • Haut-Probleme • Herzschwäche • Ischias, Hexenschuss • Nervosität

Merke!

Nr. 11 Silicea ist ein Salz des Bindegewebes.

Es stärkt das Gewebe, verschönert Haut und Haar.

Nr. 12 Calcium Sulfuricum

Calcium Sulfuricum ist das Schüssler-Salz der Gelenke und des Knorpels. Auch Leber und Galle können durch Calcium Sulfuricum gestärkt werden.

Ein weiteres Einsatzgebiet von Calcium Sulfuricum ist seine Fähigkeit, eitrige Prozesse zu lindern.

Regelpotenz	D6
Vorkommen im Körper	• Galle • Knorpel • Leber
Einsatzbereiche	• Gelenke
Hauptanwendungen	• Abszesse • Akne, Pickel • Arthrose • Blasenbeschwerden • Eiterungen • Furunkel • Gicht • Magengeschwür • Mandelentzündung • Mittelohrentzündung • Nebenhöhlenentzündung • Rheuma • Schlaflosigkeit • Wundsein

Merke!

Nr. 12 Calcium Sulfuricum ist ein Salz der Gelenke.

Es hilft bei eitrigen Vorgängen im Körper.

Die 15 Ergänzungsmittel

Die Ergänzungsmittel der Schüssler-Salze wurden durch Schüler von Dr. Schüßler entdeckt und ihre Anwendungsgebiete erprobt und weiterentwickelt. Je nach Autor gibt es 12 bis 15 Ergänzungsmittel.

Die Ergänzungssalze sind vor allem für spezielle Einsatzzwecke geeignet.

Die 15 Ergänzungsmittel	**Wirkt vor allem auf:**
13 Kalium Arsenicosum	Haut, Lebenskraft
14 Kalium Bromatum	Nervensystem, Haut
15 Kalium Jodatum	Schilddrüse
16 Lithium Chloratum	Rheuma, Nerven
17 Manganum Sulfuricum	Eisenhaushalt
18 Calcium Sulfuratum	Lebenskraft, Gewicht
19 Cuprum Arsenicosum	Verdauung, Nieren
20 Kalium-Aluminium Sulfuricum	Verdauung, Nerven, Haut
21 Zincum Chloratum	Stoffwechsel, Gebärmutter, Nerven
22 Calcium Carbonicum	Lebenskraft, Anti Aging
23 Natrium Bicarbonicum	Entschlackung, Übersäuerung
24 Arsenum Jodatum	Haut, Allergien
25 Aurum Chloratum Natronatum	Tagesrhythmus, Weibliche Fortpflanzung
26 Selenium	Leber, Blutgefäße
27 Kalium Bichromicum	Blut, Zuckerstoffwechsel

Ergänzungsmittel nach Joachim Broy

Der bekannte Schüssler-Behandler Joachim Broy hat zu den bisherigen Schüssler-Salzen weitere sieben Mineralsalze ergänzt.

Diese sieben Mittel sind als Schüssler-Salze noch nicht offiziell anerkannt.

Man kann sie jedoch genauso anwenden wie andere Schüssler-Salze.

Sie sind in Apotheken als homöopathische Tabletten in der Potenz D6 erhältlich. Allerdings bieten nicht alle Homöopathie-Hersteller alle sieben Mittel an. Gegebenenfalls muss man manche Mittel von anderen Herstellern beziehen, teilweise auch ausländischen, z.B. Österreich.

Ergänzungsmittel nach Joachim Broy		**Wirkt vor allem auf:**
	Natrium Fluoratum	Verdauung, Haut
	Magnesium Fluoratum	Bewegungsapparat
	Calcium Chloratum	Haut, Nerven
	Ferrum Chloratum	Blut, Verdauungsorgane
	Ferrum Sulfuricum	Blut
	Magnesium Chloratum	Nervensystem, Verdauung
	Magnesium Sulfuricum	Frauenbeschwerden, Verdauung

Schüsslersalze Taschenapotheke

Die Schüsslersalze eignen sich sehr gut als Basis für eine kleine Hausapotheke.

Da es nur zwölf Funktionsmittel gibt, die für die Behandlung nahezu aller Gesundheitsstörungen geeignet sind, ist man mit einer überschaubaren Anzahl Mittel rundum ausgestattet.

Außer den Schüsslersalzen sollte man für alle Fälle noch andere Mittel in der Hausapotheke vorrätig halten.

Hier ein Vorschlag für eine Hausapotheke, der nach individuellen Bedürfnissen ergänzt werden sollte.

- Schüsslersalze: Funktionsmittel 1-12 als Tabletten.
- Schüssler-Salben Nr. 1, Nr. 3, Nr. 11, evtl. Nr. 7
- Hausmittel: Teebaum-Öl, Schwedenkräuter, Propolis-Tinktur, Kamillen-Tinktur, Kamillen-Tee, Japanisches Heilpflanzenöl
- Rezeptfreie Schmerztabletten, Kohle-Tabletten
- Fieber-Thermometer
- Wund-Desinfektion
- Pflaster, Kompressen, Verbände
- Wärmflasche, Gel-Kompressen

Taschenapotheke für unterwegs

Für eine kleine Taschenapotheke, die man jederzeit mitnehmen kann, kann man die wichtigsten Schüssler-Salze in kleine Fläschchen umfüllen. Auch Globuli lassen sich platzsparend transportieren.

Besonders wichtig sind folgende Salze: Nr. 3, 7.

Wenn man mehr Platz hat, auch: Nr. 1, 4, 6, 11.

Kleine Glas-Fläschchen kann man in Apotheken kaufen.

Wichtige Anwendungsgebiete

Auf den folgenden Seiten finden Sie wichtige Anwendungsgebiete, bei denen Schüsslersalze helfen können. Auf einen erklärenden Text folgen immer einige wichtige Informationen darüber, wann man zu Arzt muss und wie das Gesundheitsproblem behandelt werden kann.

Folgende Punkte werden aufgeführt:

Wann zum Arzt: Wann man zum Arzt gehen sollte.
Schulmedizin: Behandlung durch dir Schulmedizin.
Heilpflanzen: Geeignete Heilkräuter.
Hausmittel: Geeignete Hausmittel
Schüsslersalze-Behandlung: Geeignete Schüsslersalze
Weitere Schüssler-Salze: Zusätzliche Schüsslersalze

Hinweise zur Anwendung

Bei den einzelnen Anwendungsgebieten schlagen wir Behandlungsweisen mit Schüsslersalzen vor.

Die meisten dieser Vorschläge beinhalten, dass man kurmäßig drei verschiedene Schüsslersalze in niedrigen Dosierungen einnimmt, eines morgens, eines mittags und das dritte am Abend:

- morgens: 2-3 Tabletten Mittel a
- mittags: 2-3 Tabletten Mittel b
- abends: 2-3 Tabletten Mittel c

Nach jeder Einnahme immer ein Glas Wasser trinken!

Man kann die Mittel jedoch auch anders einsetzen, wenn man andere Anwendungsvorlieben hat.

Abwehrschwäche / Infektanfälligkeit

Viele Menschen leiden unter häufigen Infektionskrankheiten und stecken sich leicht an. Dahinter steckt meistens keine schlimme Erkrankung, sondern mehrere Faktoren wie Stress, Schlafmangel, Ernährungsfehler, Bewegungsmangel.

Wenn die Infektanfälligkeit jedoch sehr stark ausgeprägt ist, sollte man von einem Arzt untersuchen lassen, ob nicht doch mehr dahinter steckt.

Zur Stärkung der Infektabwehr hilft meistens Bewegung an frischer Luft, Wechselduschen und ausreichend schlafen.

Wann zum Arzt: Bei sehr häufigen Infektionen

Heilpflanzen: Sonnenhut (Echinacea)

Hausmittel: Kaltwasser-Anwendungen, Schwedenkräuter

Schüsslersalze-Behandlung:

- morgens: 2-3 Tabletten Nr. 3 Ferrum Phosphoricum
- mittags: 2-3 Tabletten Nr. 6 Kalium Sulfuricum
- abends: 2-3 Tabletten Nr. 7 Magnesium Phosphoricum

Weitere Schüssler-Salze: 1, 2, 5, 11, 15, 16, 19, 21, 23

Allergien

Die Neigung zu Allergien wird immer häufiger. Zum einen wird eine Allergieneigung vererbt, aber oft ist es erst das Aufwachsen in einer schmutzarmen Umgebung, das einer Allergie zum Ausbruch verhilft.

Bei einer Allergie kommt es zu einer sofortigen Körperreaktion auf kleinste Mengen eines Allergieauslösers.

Die häufigste Allergie ist der Heuschnupfen, aber auch Nahrungsmittelallergien sind relativ verbreitet. Im Unterschied zu einer Unverträglichkeit kommt es bei einer Nahrungsmittelallergie schon bei kleinsten Mengen des Nahrungsmittels zu einer sofortigen heftigen Reaktion, z.B. Atemnot, Anschwellen im Hals und Gesicht.

Wann zum Arzt: in schweren Fällen

Schulmedizin: Antiallergische Medikamente, Desensibilisierung

Heilpflanzen: Augentrost, Huflattich, Pestwurz

Hausmittel: Schwedenkräuter, Kaltwasser-Anwendungen

Schüsslersalze-Behandlung:

- morgens: 2-3 Tabletten Nr. 3 Ferrum Phosphoricum
- mittags: 2-3 Tabletten Nr. 4 Kalium Chloratum
- abends: 2-3 Tabletten Nr. 8 Natrium Chloratum

Weitere Schüssler-Salze: 2, 6, 7, 10, 13, 14, 17, 24

Ausschläge

Bei einem plötzlich auftretenden Ausschlag mit unbekannter Ursache, ist es wichtig, dass man zunächst die Ursache feststellt.

Mit Schüsslersalzen kann man die unangenehmen Erscheinungen eines Ausschlages etwas lindern.

Die betroffenen Stellen können mit Schüsslersalze-Salbe oder Creme eingerieben werden.

Die Schüsslersalze können den Juckreiz des Ausschlages lindern und auch bremsend auf die Entzündungsprozesse einwirken.

Wann zum Arzt: Bei ungeklärter Ursache

Schulmedizin: Manchmal juckreizlindernder Puder

Heilpflanzen: Birke, Ehrenpreis, Kamille, Lavendel,

Hausmittel: Puder, Schwedenkräuter

Schüsslersalze-Behandlung:

- morgens: 2-3 Tabletten Nr. 2 Calcium Phosphoricum
- mittags: 2-3 Tabletten Nr. 3 Ferrum Phosphoricum
- abends: 2-3 Tabletten Nr. 10 Natrium Sulfuricum

Weitere Schüssler-Salze: 4, 8, 9, 11, 14, 22, 23, 24

Bindegewebsschwäche

Ein schwaches Bindegewebe kann viele Auswirkungen haben. Typische Beschwerden durch Bindegewebsschwäche sind Krampfadern, Leistenbruch, Schwangerschaftsstreifen, schlaffe Haut, Falten.

Die Neigung zu schwachem Bindegewebe ist meistens angeboren. Durch die Lebensweise, Ernährung und Mineralstoffversorgung kann die Elastizität und Stärke des Bindegewebes jedoch beeinflusst werden.

Wichtig ist regelmäßige Bewegung, ausreichend trinken und eine ausgewogene Ernährung.

Wann zum Arzt: Bei Verletzungen, z.B. Verstauchung.

Schulmedizin: Regelmäßiger Sport

Heilpflanzen: Ackerschachtelhalm

Hausmittel: Ausreichend trinken, Einreibungen

Schüsslersalze-Behandlung:

- morgens: 2-3 Tabletten Nr. 1 Calcium Fluoratum
- mittags: 2-3 Tabletten Nr. 8 Natrium Chloratum
- abends: 2-3 Tabletten Nr. 11 Silicea
- Schüssler-Salbe Nr. 11 Silicea zum Einreiben

Weitere Schüssler-Salze: 17, 18, 19

Bluthochdruck

Viele Menschen leiden ab dem mittleren Alter unter Bluthochdruck. Auch wenn der hohe Blutdruck selbst oft kaum für starke Beschwerden sorgt, kann er gefährliche Folgen haben, wie beispielsweise Herzinfarkt oder Schlaganfall.

In vielen Fällen ist die Neigung zu hohem Blutdruck angeboren. Aber eine entspannte Lebensweise, regelmäßige Bewegung, ausreichend trinken und eine gesunde Ernährung kann viel dazu beitragen, dass sich der hohe Blutdruck in vertretbaren Grenzen hält.

Wann zum Arzt: Bei Verdacht auf Bluthochdruck

Schulmedizin: Medikamente, z.B. Betablocker, Diuretika

Heilpflanzen: Mistel, Berberitze, Knoblauch

Hausmittel: Bewegung, viel trinken

Schüsslersalze-Behandlung:

- morgens: 2-3 Tabletten Nr. 3 Ferrum Phosphoricum
- mittags: 2-3 Tabletten Nr. 5 Kalium Phosphoricum
- abends: 2-3 Tabletten Nr. 7 Magnesium Phosphoricum

Weitere Schüssler-Salze: 8, 15, 16, 25

Entzündungen

Entzündungen können verschiedenste Ursachen haben, z.B. Krankheitserreger, physikalische oder chemische Reize.

Sie zeichnen sich aus durch Schmerzen, Rötung, Schwellung und Beeinträchtigung der Funktion.

In der Biochemie nach Dr. Schüßler unterscheidet man drei Stadien einer Entzündung. Je nach Entzündungsstadium passt ein anderes Schüssler-Salz.

Wann zum Arzt: Bei starken Schmerzen oder Fieber

Schulmedizin: Antibiotika, entzündungshemmende Mittel

Heilpflanzen: Kamille, Ringelblume, Thymian, Myrrhe

Hausmittel: Heilerde, Quarkwickel, Kohlwickel, Schwedenkräuter

Schüsslersalze-Behandlung:

- 1.Stadium : 3x je 2-3 Tabletten Nr. 3 Ferrum Phosphoricum
- 2.Stadium : 3x je 2-3 Tabletten Nr. 4 Kalium Chloratum
- 3.Stadium : 3x je 2-3 Tabletten Nr. 6 Kalium Sulfuricum

Weitere Schüssler-Salze: 1

Erkältung

Die häufigsten Beschwerden bei Erkältungen sind Schnupfen, Husten, Halsschmerzen und manchmal auch Fieber.

Wenn man die Erkältung kommen spürt, kann man die Nr. 3 der Schüsslersalze, Ferrum Phosphoricum als Heißgetränk einnehmen und in kleinen Schlucken trinken. Wenn man Glück hat, verhindert diese Maßnahme, dass die Erkältung ausbricht.

Wenn die Erkältung erst einmal ausgebrochen ist, kann man ihre Dauer meistens nicht wesentlich beeinflussen.

Doch die Schwere der Symptome lässt sich mit einer geeigneten Behandlung erheblich lindern.

Wann zum Arzt: Bei Fieber über 39°C

Schulmedizin: Medikamente zum Lindern der Symptome

Heilpflanzen: Kamille, Pfefferminze, Holunder, Fenchel, Lindenblüten

Hausmittel: Dampfbad, Zwiebelsirup, Brustbalsam, Schwedenkräuter

Schüsslersalze-Behandlung:

- morgens: 2-3 Tabletten Nr. 3 Ferrum Phosphoricum
- mittags: 2-3 Tabletten Nr. 5 Kalium Phosphoricum
- abends: 2-3 Tabletten Nr. 10 Natrium Sulfuricum
- Bei Bedarf: Nr. 3 Ferrum Phosphoricum als Heißgetränk

Weitere Schüssler-Salze: 17, 22, 23, 27

Fieber

Bei Fieber erhöht sich die Körpertemperatur. Dies ist im Grunde genommen eine sinnvolle Maßnahme des Körpers, um Krankheitserreger zu zerstören. Fieber ist also in erster Linie eine körpereigene Heilmethode. Allerdings ist Fieber auch ein deutliches Zeichen, dass man krank ist.

Wenn Fieber sehr hoch wird, über 39,5°C, dann wird die Belastung für den Körper so groß, dass Fieber schädlich wird. Solch hohes Fieber sollte möglichst gesenkt werden. Ab 40°C Körpertemperatur sollte unbedingt der Arzt gerufen werden.

Zum Senken des Fiebers haben sich kühle Wadenwickel bewährt. Die Wadenwickel kann man mit verdünnten Schwedenkräutern verstärken.

Wann zum Arzt: Wenn das Fieber über 39,5°C ansteigt

Schulmedizin: Fiebersenkende Mittel

Heilpflanzen: Holunder, Lindenblüten, Mädesüß

Hausmittel: Wadenwickel, Schwedenkräuter

Schüsslersalze-Behandlung:

- Leichtes Fieber: 3x je 2-3 Tabletten Nr. 3 Ferrum Phosphoricum
- Höheres Fieber: 3x je 2-3 Tabletten Nr. 5 Kalium Phosphoricum
- Bei Bedarf: Nr. 3 Ferrum Phosphoricum als Heißgetränk

Weitere Schüssler-Salze: 24

Gelenkentzündungen

Gelenkentzündungen können zahlreiche Ursachen haben. Die bekannteste, aber nicht die häufigste Ursache ist die Polyarthritis, auch Rheuma genannt. Viel häufiger schmerzen die Gelenke jedoch aufgrund von Arthrose oder Gicht

Bei häufiger auftretenden Gelenkschmerzen sollte unbedingt die Ursache ärztlich abgeklärt und behandelt werden.

Mit Schüsslersalzen kann man in akuten Fällen Umschläge anlegen. Um weitere Gelenksentzündungen zu verhindern, kann man die empfindlichen Gelenke regelmäßig mit Schüsslersalze -Creme einreiben.

Wann zum Arzt: Bei häufigen oder starken Gelenkschmerzen

Schulmedizin: Medikamente, Salben, manchmal Operation

Heilpflanzen: Teufelskralle, Arnika, Wacholder, Kampfer

Hausmittel: Propolis, Heilerde, Schwedenkräuter

Schüsslersalze-Behandlung:

- morgens: 2-3 Tabletten Nr. 1 Calcium Fluoratum
- mittags: 2-3 Tabletten Nr. 3 Ferrum Phosphoricum
- abends: 2-3 Tabletten Nr. 11 Silicea
- Schüssler-Salben Nr. 1, 3 und 11 im Wechsel zum Einreiben

Weitere Schüssler-Salze: 4, 6, 9, 10, 12, 15, 16, 17

Geschwollene Füße

Geschwollene Füße treten meistens dann auf, wenn das Herz aus verschiedenen Gründen nicht in der Lage ist, das Blut aus den Füßen vollständig abzupumpen. Das Blut staut sich in den Füßen und Flüssigkeit tritt ins Gewebe aus. Dadurch schwellen die Füße an.
Wenn eine echte Herzschwäche vorliegt, sollte sie unbedingt ärztlich behandelt werden.

Häufig ist das Herz aber nur in bestimmten Situationen überfordert. Dies ist beispielsweise an besonders heißen Tagen der Fall, oder wenn man den ganzen Tag auf den Beinen war. Auch Hormonstörungen, wie sie beispielsweise vor der Periode oder in den Wechseljahren auftreten können, können geschwollene Füße verursachen.

Wenn die Füße geschwollen sind, sollte man sie nach Möglichkeit hoch legen. Hilfreich kann auch ein kaltes Fußbad, ein kalter Fußguss oder Wassertreten sein.

Man kann geschwollene Füße auch mit Schüsslersalze - Creme einreiben oder man legt einen kühlen Schüsslersalze -Umschlag auf.

Unterstützt werden diese äußeren Maßnahmen durch die Einnahme von Schüsslersalzen. Dadurch wird der ganze Körper belebt und die Flüssigkeit kann leichter aus den Füßen abtransportiert werden.

Wann zum Arzt: Bei häufigen oder stark geschwollenen Füßen

Schulmedizin: Entwässernde Medikamente

Heilpflanzen: Weißdorn, Birke, Brennnessel, Goldrute

Hausmittel: Füße hochlegen, kaltes Fußbad, Schwedenkräuter

Schüsslersalze-Behandlung:

- morgens: 2-3 Tabletten Nr. 4 Kalium Chloratum
- mittags: 2-3 Tabletten Nr. 8 Natrium Chloratum
- abends: 2-3 Tabletten Nr. 11 Silicea

Weitere Schüssler-Salze: 13, 15

Grippe

Die Grippe ist im Gegensatz zur fieberhaften Erkältung eine schwere Erkrankung, die meistens mit plötzlichem Beginn und erheblichen Gliederschmerzen einhergeht. Trotz der unterschiedlichen Schwere werden beide Krankheiten im Volksmund als Grippe bezeichnet.

Wenn man bei Grippe Fieber hat, sollte man sich ins Bett legen und reichlich trinken.

Gegen die Symptome helfen Schüsslersalze oder zahlreiche Heilpflanzen und Hausmittel.

Wann zum Arzt: Bei Fieber über 39,5°C.

Schulmedizin: Medikamente, z.B. Neuraminidase-hemmer

Heilpflanzen: Lindenblüten, Sonnenhut, Zistrose

Hausmittel: Wadenwickel, Meerrettich, Dampfbad, Schwedenkräuter

Schüsslersalze-Behandlung:

- morgens: 2-3 Tabletten Nr. 3 Ferrum Phosphoricum
- mittags: 2-3 Tabletten Nr. 5 Kalium Phosphoricum
- abends: 2-3 Tabletten Nr. 10 Natrium Sulfuricum
- Bei Bedarf: Nr. 3 Ferrum Phosphoricum als Heiß-getränk

Weitere Schüssler-Salze: 4, 12, 17, 22, 23, 27

Halsschmerzen / Halsentzündung

Halsschmerzen treten oft im Rahmen einer Erkältung auf oder auch alleinstehend, meist als Mandel-entzündung.

Wenn es bei Halsschmerzen zu Fieber kommt, sollte man den Arzt konsultieren, denn es könnte eine bakterielle Mandelentzündung (Angina) sein, die schwerwiegende Folgen nach sich ziehen kann.

Mit einem lauwarmen Schüsslersalze-Heißgetränk kann man gurgeln, um die Halsschmerzen zu lindern.

Wann zum Arzt: Bei Fieber mit Halsschmerzen

Schulmedizin: Antibiotika, Gurgel-Mittel

Heilpflanzen: Salbei, Kamille, Huflattich, Myrrhe, Tormentill

Hausmittel: Propolis, Schwedenkräuter, Honig

Schüsslersalze-Behandlung:

- Tag 1+2: 3x je 2-3 Tabletten Nr. 3 Ferrum Phosphoricum
- Tag 3-5: 3x je 2-3 Tabletten Nr. 4 Kalium Chloratum
- Ab Tag 6: 3x je 2-3 Tabletten Nr. 6 Kalium Sulfuricum
- Bei Eiterungen auf den Mandeln: Nr. 12 Calcium Sulfuricum
- Bei Bedarf Nr. 7 Magnesium Phosphoricum als Heiße Sieben

Weitere Schüssler-Salze: 9, 11, 21, 22, 27

Infektionskrankheiten

Infektionen können durch Bakterien, Viren und andere Krankheitserreger verursacht werden.

Durch diese Krankheitserreger kann es zu ganz unterschiedlichen Krankheiten kommen, insofern ist das Thema "Infektionskrankheiten" nur ein unspezifischer Überbegriff. Infektionskrankheiten können sich durch Fieber, Schnupfen, Husten, Erbrechen, Durchfall und zahlreiche andere Symptome äußern.

Mit einem starken Immunsystem ist man besser in der Lage, Infektionen frühzeitig abzuwehren. Dadurch können die Krankheiten verhindert oder abgemildert werden.

Wann zum Arzt: Bei Verdacht auf eine schwere Infektionskrankheit

Heilpflanzen: Sonnenhut (Echinacea)

Hausmittel: Kaltwasser-Anwendungen, Schwedenkräuter

Schüsslersalze-Behandlung:

- morgens: 2-3 Tabletten Nr. 3 Ferrum Phosphoricum
- mittags: 2-3 Tabletten Nr. 6 Kalium Sulfuricum
- abends: 2-3 Tabletten Nr. 7 Magnesium Phosphoricum

Weitere Schüssler-Salze: 1, 2, 5, 11, 15, 16, 19, 21, 23

Insektenstiche

Insektenstiche reichen von lästigen aber harmlosen Mückenstichen bis hin zu Bienenstichen.

Man sollte Insektenstiche nicht kratzen, damit sie sich entzünden.

Wann zum Arzt: Bei allergischen Reaktionen

Schulmedizin: Antiallergische Medikamente

Heilpflanzen: Kamille, Lavendel, Myrrhe, Teebaum

Hausmittel: Halbierte Zwiebel auflegen, Propolis, Schwedenkräuter

Schüsslersalze-Behandlung:

- Bei frischem Stich: 3x je 2-3 Tabletten Nr. 3 Ferrum Phosphoricum auch als Heißgetränk
- Zum abheilen: 3x je 2-3 Tabletten Nr. 4 Kalium Chloratum
- Schüssler-Salbe: Nr. 8 Natrium Chloratum zum Einreiben

Juckreiz

Juckreiz kann sehr verschiedene Ursachen haben, z.B. Allergien, trockene Haut, Heilungsphase nach Verletzungen, Insektenstiche, Alter, Diabetes, Vitamin B12-Mangel, Übersäuerung, Parasiten-Befall.

Bei ungeklärtem Juckreiz ist es zunächst wichtig, die Ursache heraus zu finden. Die Behandlung der Ursache ist im Allgemeinen wirksamer als eine reine Symptombekämpfung, zumindest, wenn es sich um eine behandelbare Ursache handelt.

Wann zum Arzt: bei ungeklärtem Juckreiz

Schulmedizin: Antihistaminika, Kortison

Heilpflanzen: Lavendel, Kamille, Ehrenpreis

Hausmittel: Propolis, Schwedenkräuter, Natron, Kaltwasser-Anwendungen

Schüsslersalze-Behandlung:

- morgens: 2-3 Tabletten Nr. 3 Ferrum Phosphoricum
- mittags: 2-3 Tabletten Nr. 7 Magnesium Phosphoricum
- abends: 2-3 Tabletten Nr. 8 Natrium Chloratum
- Schüssler-Salbe Nr. 7 Magnesium Phosphoricum zum Einreiben

Weitere Schüssler-Salze: 2, 3, 6, 7, 8, 10, 11, 13, 17, 20, 21, 22, 24, 25

Kopfschmerzen / Migräne

Kopfschmerzen können sehr verschiedene Ursachen haben. Sie reichen von Spannungskopfschmerzen bis hin zu hormonell bedingte Migräne.

Wann zum Arzt: Bei häufigen Kopfschmerzen oder bei sehr plötzlichem Beginn

Schulmedizin: Schmerzmittel

Heilpflanzen: Baldrian, Holunder, Kampfer, Lavendel, Minze

Hausmittel: Propolis, Wärmeanwendungen, Schwedenkräuter

Schüsslersalze-Behandlung:

- im akuten Fall: Nr. 7 Magnesium Phosphoricum als Heißgetränk

Zur Vorbeugung:

- morgens: 2-3 Tabletten Nr. 2 Calcium Phosphoricum
- mittags: 2-3 Tabletten Nr. 8 Natrium Chloratum
- abends: 2-3 Tabletten Nr. 10 Natrium Sulfuricum

Weitere Schüssler-Salze: 14, 15, 16, 19, 20, 21, 22, 23, 25

Krämpfe

Krämpfe können aus verschiedenen Gründen auftreten, beispielsweise durch Magnesiummangel, Kalzium-mangel oder aus psychischen Gründen.

Wann zum Arzt: Bei regelmäßigen Krämpfen

Schulmedizin: Medikamente, je nach Ursache, Magnesium

Heilpflanzen: Angelika, Gänsefingerkraut, Lavendel

Hausmittel: Wärmeanwendungen, Schwedenkräuter

Schüsslersalze-Behandlung:

- im akuten Fall: Nr. 7 Magnesium Phosphoricum als Heiße Sieben

Zur Vorbeugung:

- morgens: 2-3 Tabletten Nr. 2 Calcium Phosphoricum
- mittags: 2-3 Tabletten Nr. 7 Magnesium Phosphoricum

- abends: 2-3 Tabletten Nr. 11 Silicea

Weitere Schüssler-Salze: 13, 19, 21

Kreislaufbeschwerden

Niedriger oder auch hoher Blutdruck können zu Kreislaufbeschwerden führen. Diese sind mit Schwindel und Schwäche verbunden.

Wann zum Arzt: Bei starken Beschwerden

Schulmedizin: Medikamente je nach Ursache

Heilpflanzen: Rosmarin, Mistel, Schafgarbe, Weißdorn

Hausmittel: Wasseranwendungen, Schwedenkräuter

Schüsslersalze-Behandlung:

- morgens: 2-3 Tabletten Nr. 3 Ferrum Phosphoricum
- mittags: 2-3 Tabletten Nr. 5 Kalium Phosphoricum
- abends: 2-3 Tabletten Nr. 8 Natrium Chloratum
- Bei Bedarf: Nr. 5 Kalium Phosphoricum als Heißgetränk

Weitere Schüssler-Salze: 2, 3, 4, 5, 8

Magenbeschwerden

Magenbeschwerden können ganz verschiedene Ursachen und Ausprägungen haben.

Schüsslersalze können den Magen stärken, sodass ihm die Verdauungsarbeit leichter fällt.

Wann zum Arzt: Bei länger andauernden Magenbeschwerden

Schulmedizin: Medikamente

Heilpflanzen: Angelika, Enzian, Kamille, Minze, Zitwerwurzel

Hausmittel: Wärmflasche, Heilerde, Schwedenkräuter

Schüsslersalze-Behandlung:

- morgens: 2-3 Tabletten Nr. 3 Ferrum Phosphoricum
- mittags: 2-3 Tabletten Nr. 4 Kalium Chloratum
- abends: 2-3 Tabletten Nr. 7 Magnesium Phosphoricum
- Bei Bedarf: Nr. 7 Magnesium Phosphoricum als Heiße Sieben

Weitere Schüssler-Salze: 5, 6, 8, 9, 13, 14, 15, 17, 20, 24

Mittelohrentzündung

Eine Mittelohrentzündung ist eine meist bakteriell bedingte Entzündung im Mittelohr.

Sie tritt häufig bei kleinen Kindern auf und kann leicht chronisch werden.

Wann zum Arzt: Bei Ohrenschmerzen mit Fieber

Schulmedizin: Antibiotika

Heilpflanzen: Lavendel, Schafgarbe, Veilchen, Ysop

Hausmittel: Zwiebelsäckchen, Schwedenkräuter

Schüsslersalze-Behandlung:

- morgens: 2-3 Tabletten Nr. 3 Ferrum Phosphoricum
- mittags: 2-3 Tabletten Nr. 8 Natrium Chloratum
- abends: 2-3 Tabletten Nr. 12 Calcium Sulfuricum
- Bei Schmerzen: Nr. 7 Magnesium Phosphoricum als Heißgetränk

Weitere Schüssler-Salze: 3, 4, 8, 12, 21, 24

Mundentzündungen - Zahnfleisch-entzündung

Die Mundschleimhaut kann sich durch Bakterien, Viren oder physikalische Reize entzünden. Dies ist mit Schmerzen und Rötungen im Mund verbunden.

Wann zum Arzt: Bei starken Schmerzen und Problemen beim Essen.

Schulmedizin: Spülungen, Pinselungen

Heilpflanzen: Kamille, Myrrhe, Eichenrinde, Salbei, Tormentill

Hausmittel: Propolis, Schwedenkräuter

Schüsslersalze-Behandlung:

- morgens: 2-3 Tabletten Nr. 3 Ferrum Phosphoricum
- mittags: 2-3 Tabletten Nr. 5 Kalium Phosphoricum
- abends: 2-3 Tabletten Nr. 8 Natrium Chloratum

Weitere Schüssler-Salze: 3, 4, 5, 8, 11, 18

Nervosität

Bei Nervosität fehlen Ruhe und Entspannung, stattdessen wird das Leben durch innere Unruhe geprägt. Ständige Nervosität kann gesundheitliche Folgen haben, beispielsweise Schlafstörungen oder Verdauungsbeschwerden.

Wann zum Arzt: Wenn das Leben deutlich beeinträchtigt ist

Schulmedizin: Psychotherapie, Beruhigungsmittel

Heilpflanzen: Baldrian, Hopfen, Lavendel, Melisse, Passionsblume

Hausmittel: Bewegung an frischer Luft, Schwedenkräuter

Schüsslersalze-Behandlung:

- morgens: 2-3 Tabletten Nr. 5 Kalium Phosphoricum
- mittags: 2-3 Tabletten Nr. 7 Magnesium Phosphoricum
- abends: 2-3 Tabletten Nr. 11 Silicea

Weitere Schüssler-Salze: 2, 8, 13, 15

Niedriger Blutdruck

Niedriger Blutdruck gilt zwar als ungefährlich, aber er kann die Betroffenen erheblich belasten. Zum Schwindel kommt meistens noch eine ausgeprägte Kraftlosigkeit hinzu, die den Alltag deutlich erschwert.

Wann zum Arzt: bei Ohnmachtsneigung oder starkem Schwindel

Heilpflanzen: Rosmarin, Ginseng

Hausmittel: Schwedenkräuter, Kaltwasser-Anwendungen, Sport

Schüsslersalze-Behandlung:

- morgens: 2-3 Tabletten Nr. 3 Ferrum Phosphoricum
- mittags: 2-3 Tabletten Nr. 5 Kalium Phosphoricum
- abends: 2-3 Tabletten Nr. 7 Magnesium Phosphoricum

Weitere Schüssler-Salze: 2, 17, 20, 21

Ödeme - Wassereinlagerungen

Ödeme sind Wassereinlagerungen im Gewebe. Sie treten vor allem an Füßen, Händen, im Gesicht und am Bauch auf.

Sie können unterschiedliche Ursachen haben, beispielsweise Herzschwäche, langes Stehen, Nierenschwäche oder Hormonschwankungen.

Wann zum Arzt: Bei unerklärlichen Ödemen

Schulmedizin: Medikamente je nach Ursache

Heilpflanzen: Birke, Brennnessel, Goldrute, Holunder

Hausmittel: Kombucha, Schwedenkräuter

Schüsslersalze-Behandlung:

- morgens: 2-3 Tabletten Nr. 4 Kalium Chloratum
- mittags: 2-3 Tabletten Nr. 8 Natrium Chloratum
- abends: 2-3 Tabletten Nr. 10 Natrium Sulfuricum
- Schüssler-Salbe Nr. 8 Natrium Chloratum zum Einreiben

Weitere Schüssler-Salze: 13, 15

Rückenschmerzen / Hexenschuss

Zahlreiche Menschen leiden manchmal oder ständig unter Rückenschmerzen. Rückenschmerzen werden häufig durch Haltungsfehler, mangelnde Rücken-Muskulatur und Überlastungen ausgelöst.

Ein Hexenschuss sind Rückenschmerzen, die plötzlich auftreten oder ohne dass man weiß, warum auf einmal der Rücken schmerzt.

Bei einem sehr starken Hexenschuss, der mit Lähmungen einhergeht, sollte man unbedingt schnellstens den Arzt aufsuchen.

Einen einfachen Hexenschuss kann man oft auch selbst behandeln.

Wichtig ist es, dass die betroffene Stelle, meist die Lendenwirbelsäule, warm gehalten wird, damit sich die Muskeln entkrampfen.

Ein warmer Schüsslersalze-Umschlag, eventuell mit einer Wärmflasche verstärkt, kann die gereizten Nerven beruhigen und die Schmerzen lindern.

Wann zum Arzt: Bei Lähmungserscheinungen oder starken Schmerzen

Schulmedizin: Schmerzmittel, Salben, Gymnastik

Heilpflanzen: Sternanis, Arnika, Johanniskraut, Kampfer, Chili

Hausmittel: Wärmflasche, Heilerde, Schwedenkräuter

Schüsslersalze-Behandlung:

- morgens: 2-3 Tabletten Nr. 3 Ferrum Phosphoricum
- mittags: 2-3 Tabletten Nr. 7 Magnesium Phosphoricum
- abends: 2-3 Tabletten Nr. 9 Natrium Phosphoricum
- Bei Bedarf: Nr. 7 Magnesium Phosphoricum als Heißgetränk
- Schüssler-Salbe Nr. 7 Magnesium Phosphoricum zum Einreiben

Weitere Schüssler-Salze: 2, 13, 15, 16

Schlaflosigkeit

Schlafstörungen hängen häufig mit zu viel Stress am Tag zusammen. aber auch hormonelle Schwankungen oder einige Erkrankungen können Schlaflosigkeit bewirken.

Bei fehlendem Schlaf ist man tagsüber oft müde und leistungsschwach.

Wann zum Arzt: Wenn das Leben beeinträchtigt ist.

Schulmedizin: Je nach Ursache, Schlafmittel

Heilpflanzen: Angelika, Baldrian, Hopfen, Passionsblume

Hausmittel: Heiße Milch mit Honig, Fußbäder, Schwedenkräuter

Schüsslersalze-Behandlung:

- Vor dem Bettgehen: 5-10 Tabletten Nr. 5 Kalium Phosphoricum als Heißgetränk

Weitere Schüssler-Salze: 2, 7, 11, 12, 13, 14, 14, 19, 21, 22, 25

Schmerzen

Schmerzen sind ein häufiges Signal des Körpers, dass etwas nicht in Ordnung ist. Die Ursachen für Schmerz sind mannigfaltig.

Da Schmerz ein Warnsignal ist, sollte er nicht einfach nur blockiert werden, sondern man sollte auch nach der Ursache suchen und diese behandeln.

Wann zum Arzt: Bei starken oder häufigen Schmerzen

Schulmedizin: Je nach Ursache, Schmerzmittel

Heilpflanzen: Arnika, Johanniskraut, Kampfer, Safran, Weide

Hausmittel: Umschläge, Wärmflasche, Schwedenkräuter

Schüsslersalze-Behandlung:

- Bei Bedarf: Nr. 7 Magnesium Phosphoricum als Heiße Sieben

Weitere Schüssler-Salze: 3, 13

Schwindel

Schwindel ist eine sehr häufige Gesundheitsstörung, die verschiedene Ursachen haben kann. Häufige Ursachen sind Hormonschwankungen oder niedriger Blutdruck.

Da Schwindel das Gleichgewicht und die Verkehrstüchtigkeit beeinträchtigen kann, sollte man ihn sorgfältig behandeln.

Wann zum Arzt: Bei häufigem Schwindel

Schulmedizin: Je nach Ursache

Heilpflanzen: Ginkgo, Knoblauch, Rosmarin,

Hausmittel: Ruhig atmen, festhalten, Kopf langsam drehen, Schwedenkräuter

Schüsslersalze-Behandlung:

- morgens: 2-3 Tabletten Nr. 5 Kalium Phosphoricum
- mittags: 2-3 Tabletten Nr. 7 Magnesium Phosphoricum
- abends: 2-3 Tabletten Nr. 10 Natrium Sulfuricum

Weitere Schüssler-Salze: 6, 11, 15, 17, 20, 21

Schwitzen / Schweißausbrüche

Normalerweise ist Schwitzen eine gesunde Körperfunktion, die dazu dient, den Körper zu kühlen.

Bei manchen Menschen kommt es jedoch zu vermehrter Schweißbildung, beispielsweise in den Wechseljahren, als eigenständige Erkrankung oder bei schweren Allgemeinerkrankungen.

Wann zum Arzt: bei ungeklärten Nachtschweißen

Schulmedizin: Schweißhemmende Mittel

Heilpflanzen: Salbei, Traubensilberkerze, Thymian

Hausmittel: Kaltwasser-Anwendungen

Schüsslersalze-Behandlung:

- morgens: 2-3 Tabletten Nr. 2 Calcium Phosphoricum
- mittags: 2-3 Tabletten Nr. 5 Kalium Phosphoricum
- abends: 2-3 Tabletten Nr. 11 Silicea

Weitere Schüssler-Salze: 6, 7, 8, 9, 10, 15, 22

Sodbrennen

Bei Sodbrennen steigt die Magensäure in die Speiseröhre auf und verursacht brennende Schmerzen.

Häufig wird Sodbrennen durch zu süßes oder fettes Essen oder zu viel Kaffe oder Alkohol verursacht. Auch Stress, Rauchen, Zwerchfellbruch oder Übergewicht können Sodbrennen verursachen.

Wann zum Arzt: bei häufigem Sodbrennen

Schulmedizin: Säureblocker oder Säure bindende Medikamente

Heilpflanzen: Enzian, Ingwer, Süßholz, Wacholder

Hausmittel: Schwedenkräuter, Natron, Heilerde

Schüsslersalze-Behandlung:

- morgens: 2-3 Tabletten Nr. 4 Kalium Chloratum
- mittags: 2-3 Tabletten Nr. 8 Natrium Chloratum
- abends: 2-3 Tabletten Nr. 9 Natrium Phosphoricum

Weitere Schüssler-Salze: 7, 10, 16, 23, 24

Übelkeit

Übelkeit kann durch Mageninfektionen, Reisen, Schwangerschaft oder andere Ursachen ausgelöst werden. Bei starker Übelkeit kann es zum Erbrechen kommen.

Wann zum Arzt: Bei unerklärlicher oder häufiger Übelkeit

Schulmedizin: Medikamente

Heilpflanzen: Enzian, Ingwer, Kalmus, Minze, Nelkenwurz

Hausmittel: Akupressur: unter dem Handgelenk massieren, Schwedenkräuter

Schüsslersalze-Behandlung:

- morgens: 2-3 Tabletten Nr. 3 Ferrum Phosphoricum
- mittags: 2-3 Tabletten Nr. 8 Natrium Chloratum
- abends: 2-3 Tabletten Nr. 10 Natrium Sulfuricum
- Bei Bedarf: Nr. 3 Ferrum Phosphoricum als Heißgetränk

Weitere Schüssler-Salze: 5, 14

Übergewicht

Heutzutage ist Übergewicht für viele Menschen ein großes Problem. Die reichliche Ernährung, bequemen Transportmittel und häufig ein verlangsamter Stoffwechsel führen zu vermehrten Fetteinlagerungen. Strenge Diäten bewirken durch den Jojo-Effekt oft weitere Zunahmen.

Eine dauerhafte Gewichtsabnahme erreicht man nur durch Ernährungsumstellung, viel Bewegung und eine Stoffwechsel-Belebung.

Wann zum Arzt: Bei Beschwerden durch starkes Übergewicht

Schulmedizin: Diät, Sport, evtl. Operationen

Heilpflanzen: Birke, Blasentang, Eberwurzel, Hauhechel, Zimt

Hausmittel: Kombucha, Wasser vor den Mahlzeiten, Schwedenkräuter

Schüsslersalze-Behandlung:

- morgens: 2-3 Tabletten Nr. 4 Kalium Chloratum
- mittags: 2-3 Tabletten Nr. 9 Natrium Phosphoricum
- abends: 2-3 Tabletten Nr. 10 Natrium Sulfuricum

Weitere Schüssler-Salze: 6, 7, 12, 22, 23, 27

Verdauungsstörungen

Die Verdauung kann die verschiedensten Störungen aufweisen. Meistens meint man mit Verdauungsstörungen jedoch, wenn die Verdauung der Nahrung einfach nicht optimal funktioniert und es zu Völlegefühl, Drücken, Blähungen, leichten Schmerzen und eventuell Verstopfung kommt.

Wann zum Arzt: Bei starken Verdauungsbeschwerden

Schulmedizin: Je nach Ursache

Heilpflanzen: Angelika, Fenchel, Enzian, Kalmus, Rhabarber

Hausmittel: Heilerde, Wärmflasche, Schwedenkräuter

Schüsslersalze-Behandlung:

- morgens: 2-3 Tabletten Nr. 5 Kalium Phosphoricum
- mittags: 2-3 Tabletten Nr. 8 Natrium Chloratum

- abends: 2-3 Tabletten Nr. 10 Natrium Sulfuricum

Weitere Schüssler-Salze: 9, 11, 15, 22

Verletzungen

Verletzungen sind ein sehr allgemeiner Begriff für die Folgen von Unfällen aller Art. Bei Verletzungen kann es zu offenen Wunden aber auch zu Prellungen, Quetschungen, Muskelzerrungen, Bänderrissen und anderen Problemen des Bewegungsapparates, der Haut oder innerer Organe kommen.

Die Behandlung hängt stark von der Schwere und Art der Verletzung ab.

Wann zum Arzt: Bei starkem Blutverlust, Schmerzen, Bewegungsproblemen

Schulmedizin: Je nach Ursache

Heilpflanzen: Arnika, Johanniskraut, Ringelblume

Hausmittel: Alaun, Propolis, Schwedenkräuter

Schüsslersalze-Behandlung:

- Direkt nach der Verletzung: je 5 Tabletten Nr. 3 und Nr. 7 als Heißgetränk
- morgens: 2-3 Tabletten Nr. 1 Calcium Fluoratum
- mittags: 2-3 Tabletten Nr. 3 Ferrum Phosphoricum
- abends: 2-3 Tabletten Nr. 7 Magnesium Phosphoricum
- Schüssler-Salbe: Nr. 3 Ferrum Phosphoricum

Weitere Schüssler-Salze: 2, 4

Verspannungen

Durch Büroarbeit, langes Sitzen oder Fehlbelastungen kommt es häufig zu Verspannungen. Besonders häufig treten Verspannungen im Schulter-Nackenbereich auf.

Auch der Rücken und andere Körperteile können von Verspannungen betroffen sein.

Wann zum Arzt: Bei starken Beschwerden

Schulmedizin: Gymnastik, Massage, Schmerzmittel, Salben

Heilpflanzen: Arnika, Johanniskraut, Kampfer, Sternanis

Hausmittel: Wärmflasche, Schwedenkräuter

Schüsslersalze-Behandlung:

- morgens: 2-3 Tabletten Nr. 1 Calcium Fluoratum
- mittags: 2-3 Tabletten Nr. 7 Magnesium Phosphoricum
- abends: 2-3 Tabletten Nr. 11 Silicea
- Schüssler-Salbe: Nr. 7 Magnesium Phosphoricum

Weitere Schüssler-Salze: 2, 18, 20

Verstopfung

Sehr viele Menschen leiden heutzutage unter Verstopfung. Diese wird durch Bewegungsmangel und zu wenig trinken begünstigt.

Wann zum Arzt: Bei starker Verstopfung

Schulmedizin: Abführmittel, ballaststoffreiche Ernährung

Heilpflanzen: Angelika, Fenchel, Enzian, Kalmus, Rhabarber

Hausmittel: Flohsamen, Leinsamen, viel trinken, Schwedenkräuter

Schüsslersalze-Behandlung:

- morgens: 2-3 Tabletten Nr. 5 Kalium Phosphoricum

- mittags: 2-3 Tabletten Nr. 8 Natrium Chloratum
- abends: 2-3 Tabletten Nr. 10 Natrium Sulfuricum

Weitere Schüssler-Salze: 9, 11, 15, 22

Wunden

Wunden sind offene Verletzungen der Haut. Sie können durch Unfälle oder auch Störungen von innen entstehen (z.B. offenes Bein).

Die Behandlung hängt stark von der Schwere und Art der Wunde ab.

Schulmedizin: Antibiotika, Salben, Wundversorgung

Heilpflanzen: Aloe, Arnika, Beinwell, Kamille, Myrrhe, Ringelblume

Hausmittel: Propolis, Honig, Heilerde, Schwedenkräuter

Schüsslersalze-Behandlung:

- Erste Hilfe: Nr. 3 Ferrum Phosphoricum als Heißgetränk
- Bei Eiterungen: 3x je 2-3 Tabl. Nr. 12 Calcium Sulfuricum
- Schüssler-Salbe: Nr. 3 Ferrum Phosphoricum

Weitere Schüssler-Salze: 9, 11

Zyklusstörungen

Wenn die Menstruationsblutungen unregelmäßig, zu stark, zu schwach oder schmerzhaft auftreten, spricht man auch von Zyklusstörungen.

Viele Frauen leiden unter der einen oder anderen Form von Zyklusstörungen.

Schüsslersalze können helfen, den weiblichen Zyklus wieder ins Gleichgewicht zu bringen.

Wann zum Arzt: Bei starken Beschwerden

Schulmedizin: Je nach Ursache

Heilpflanzen: Angelika, Frauenmantel, Mönchspfeffer, Schafgarbe, Traubensilberkerze

Hausmittel: Propolis, Schwedenkräuter

Schüsslersalze-Behandlung:

- morgens: 2-3 Tabletten Nr. 1 Calcium Fluoratum
- mittags: 2-3 Tabletten Nr. 2 Calcium Phosphoricum
- abends: 2-3 Tabletten Nr. 7 Magnesium Phosphoricum

Weitere Schüssler-Salze: 14, 24, 25

Anwendungsgebiete von A bis Z

Hier finden Sie zahlreiche Krankheiten und Anwendungsgebiete für Schüßler-Salze. Bei den Anwendungsgebieten finden Sie nicht nur Anwendungen gegen bestimmte Beschwerden, sondern auch Anwendungen für bestimmte Bereiche, z.B. Entspannung.

Sie können wahlweise das Salz verwenden, das am besten passt, oder Sie wenden eine Mischung aus mehreren Salzen an. Um die Wirkung der aufgelisteten Schüßlersalze zu optimieren, können Sie sie jeweils sowohl innerlich als auch äußerlich anwenden.

Die Nummern hinter den Anwendungsgebieten sind die Nummern der jeweiligen Schüßler-Salze.

Abbau von Giften: 3, 5, 6, 8, 9, 25, 26
Abduktionskontraktur: 1, 7, 11, 12
Abgekämpftsein: 1, 2, 3, 5, 7, 25
Abgeschlagenheit: 15
Abgespanntheit: 15
Abgrenzung: 8, 24
Abhängigkeit: 2, 3, 6, 12, 25
Abmagerung: 8, 13, 16, 18, 24
Abschottung: 8, 24
Abschuppung nach Kinderkrankheiten: 6, 14, 17
Abstillen: 10
Abszesse: 5, 12, 26
Abwehrschwäche: 1, 2, 3, 5, 6, 11, 15, 16, 19, 21, 23
Adduktionskontraktur: 1, 7, 11, 12
Adenoide Vegetationen: 1, 2, 4, 11, 22
Adipositas: 4, 9, 12, 22, 27
Adnexitis: 3, 4, 7
Afterbluten: 8, 11, 18
Afterbrennen: 3, 13
Afterekzem: 3
Afterjucken: 1, 3, 8, 11, 13
Afterrisse: 8
Aggressivität: 1, 3, 6, 7, 11, 27
Akne: 1, 3, 4, 9, 10, 11, 12, 14, 15, 21, 24

Schüßlersalze im Internet

Im Internet finden Sie auf zahlreichen Webseiten Informationen über Schüßlersalze.

Speziell zu dem vorliegenden Buch gibt es eine extra Webseite, auf der Sie alle Seiten lesen und durchsuchen können:

Webseite zum Buch:

www.schuessler-salze-taschenapotheke.de

Webseiten über Schüßlersalze

Hier finden Sie die Internetadressen unseren Schüßlersalz-Projekten:

www.schuessler-salze-liste.de
Heilen durch Mineralsalze, ohne Nebenwirkung, ...

www.erfolgreich-abnehmen-mit-schuessler-salzen.de
Abnehm-Kur mit Schüßler-Salzen und Ernährungstipps. Mit Buch.

www.schuessler-salze-hausapotheke.de
Alle 27 Salze erklärt und über 1200 Heilanwendungen. Mit Buch

www.schuessler-salben-und-cremes.de
Schüßler-Salben und Cremes selbstgemacht. Mit Buch.

www.lexikon-der-schuessler-salze.de
Schüßler-Salze und ihre Anwendung von A bis Z.

www.schuessler-salze-fuer-frauen.de
Schüßlersalze zur Förderung der Frauengesundheit.

www.schuessler-salze-in-den-wechseljahren.de
Schüßlersalze zur Behandlung von Wechseljahrsbeschwerden.

www.schuessler-salze-in-der-schwangerschaft.de
Schüßlersalze gegen Schwangerschaftsbeschwerden.

www.schuessler-salze-fuer-kinder.de
Kinder mit Schüßlersalzen behandeln.

www.schuessler-salze-tiere.de
Haustiere mit Schüßlersalzen behandeln.

www.schuessler-salze-bestellen.de
Informationen über Bezugsquellen und Qualitätsmerkmale.

Webseiten über andere Gesundheitsthemen

www.homoeopathie-liste.de
Über 250 Arzneimittelbilder, Potenzen,...

www.heilkraeuter.de
Heilkräuter-Lexikon, Kräuterwanderungen und mehr.

www.lexikon-der-aromatherapie.de
Lexikon über Aromatherapie, ätherische Öle.

www.naturkosmetik-selbstgemacht.de
Rezepturen, Foto-Anleitungen, Zutaten, Kräuteröle.

www.akupressurpunkte-liste.de
Gesundheits-Beschwerden mit den Händen behandeln.

www.bachblueten-liste.de
Bachblüten für die Seele - mit Infos und Selbsttest.

www.heilsteine-liste.de
Feinstoffliche Heilkunde mit Edelsteinen

www.heilen-mit-wasser.de
Wasser als Heilmittel gegen zahlreiche Beschwerden.

www.euvival.de
Webseiten-Verzeichnis der Autorin Eva Marbach.

Schüsslersalze-Bücher im Eva Marbach Verlag

Der Eva Marbach Verlag hat eine ganze Reihe von Schüsslersalze-Büchern herausgegeben.

Schüßler-Salze Hausapotheke

Alle 27 Salze erklärt und über 1200 Heilanwendungen.

ISBN-13: 978-3-938764-11-4, 204 Seiten, 19,80 Euro

Erfolgreich abnehmen mit Schüssler-Salzen

Stoffwechsel aktivieren und Abnehmhindernisse auflösen

ISBN-13: 978-3-938764-05-3, 144 Seiten, 14,80 Euro

Schüssler-Salze für Senioren

Bei guter Gesundheit älter werden

ISBN-13: 978-3-938764-07-7, 144 Seiten, 14,80 Euro

Schüssler-Salben und Cremes

Heilanwendungen, Beauty-Tipps und Rezepte zum Selbermachen

ISBN-13: 978-3-938764-03-9, 144 Seiten, 14,80 Euro

Weitere Bücher

Weitere Schüsslersalze-Bücher sind in Vorbereitung, z.B. zu den Themen: Wechseljahre, Frauen, Kinder.

Verlags-Webseite: http://www.eva-marbach.com

Stichwortverzeichnis

Erste Hilfe!

Als Schüsslersalz für Erste Hilfe im Alltag eignet sich das Mittel:

Nr. 3 Ferrum Phosphoricum.

Man kann es bei kleinen Verletzungen, Erkältungen, einfachen Bauchschmerzen und vielen anderen Beschwerden einsetzen.

Für die äußerliche Anwendung kann man die Salbe Nr. 3 Ferrum Phosphoricum einsetzen.

Bei unklaren oder starken Beschwerden sollte man jedoch unbedingt den Arzt aufsuchen.